RECETAS

FREIDORA DE AIRE

2021

RECETAS DE CARNE DELICIOSAS
PARA FRITOS MÁS SALUDABLES

JOHN WRIGHT

Tabla de contenido

3

Introducción

¿Está siempre buscando formas más fáciles y modernas de cocinar las mejores comidas para usted y todos sus seres queridos?

¿Busca constantemente aparatos de cocina útiles que hagan más divertido su trabajo en la cocina?

Bueno, ¡ya no necesitas buscar! Te presentamos hoy el mejor electrodoméstico de cocina disponible estos días en el mercado: ¡la freidora!

Las freidoras de aire son simplemente las mejores herramientas de cocina por muchas razones.

¿Está interesado en descubrir más sobre las freidoras de aire? Entonces, ¡preste atención a continuación!

En primer lugar, debe saber que las freidoras de aire son aparatos de cocina especiales y revolucionarios que cocinan sus alimentos mediante la circulación de aire caliente. Estas herramientas utilizan una tecnología especial llamada tecnología de aire rápido. Por tanto, toda la comida que cocines en estas freidoras es suculenta por dentro y perfectamente cocida por fuera.

Lo siguiente que debe averiguar sobre las freidoras de aire es que le permiten cocinar, hornear, cocinar al vapor y asar prácticamente todo lo que pueda imaginar.

Por último, pero no menos importante, debe saber que las freidoras le ayudan a cocinar sus comidas de una manera mucho más saludable.

Tantas personas en todo el mundo simplemente se enamoraron de esta gran y sorprendente herramienta y ahora es tu turno de convertirte en uno de ellos.

Así que... para resumir, ¡le recomendamos que compre una freidora de aire de inmediato y que obtenga este diario de cocina lo antes posible!

¡Podemos asegurarle que todas las comidas que cocine en su freidora sabrán tan bien y que todos admirarán sus habilidades culinarias a partir de ahora!

¡Entonces empecemos!

¡Diviértete cocinando con tu gran freidora!

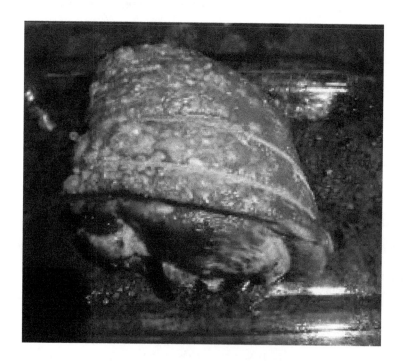

Recetas de aves de corral Air Fryer

Cazuela De Pavo, Guisantes Y Champiñones

Tiempo de preparación: 10 minutos Tiempo de cocción: 20 minutos Porciones: 4

Ingredientes:

- 2 libras de pechugas de pavo, sin piel, deshuesadas
- Sal y pimienta negra al gusto
- 1 cebolla amarilla picada
- 1 tallo de apio picado
- ½ taza de guisantes
- 1 taza de caldo de pollo
- 1 taza de crema de champiñones
- 1 taza de cubitos de pan

Direcciones:

1. En una sartén que se adapte a su freidora, mezcle el pavo con sal, pimienta, cebolla, apio, guisantes y caldo, introduzca en su freidora y cocine a 360 grados F durante 15 minutos.
2. Agregue los cubos de pan y la crema de champiñones, revuelva y cocine a 360 grados F durante 5 minutos más.

3. Dividir en platos y servir caliente.

¡Disfrutar!

Nutrición: calorías 271, grasa 9, fibra 9, carbohidratos 16, proteína 7

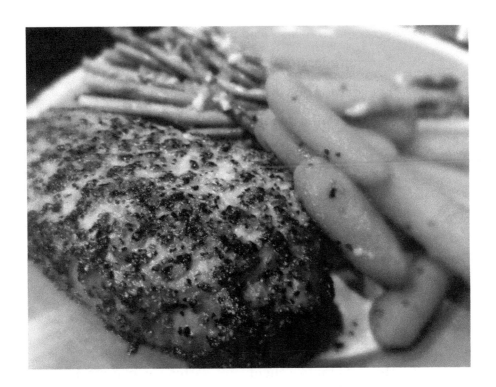

Muslos de pollo sabrosos

Tiempo de preparación: 10 minutos Tiempo de cocción: 20 minutos Porciones: 6

Ingredientes:

- 2 libras y media de muslos de pollo
- Sal y pimienta negra al gusto
- 5 cebollas verdes picadas
- 2 cucharadas de aceite de sésamo
- 1 cucharada de vino de Jerez
- ½ cucharadita de vinagre blanco
- 1 cucharada de salsa de soja
- ¼ de cucharadita de azúcar

Direcciones:

1. Sazone el pollo con sal y pimienta, frote con la mitad del aceite de sésamo, agregue a su freidora y cocine a 360 grados F durante 20 minutos.
2. Mientras tanto, calienta una sartén con el resto del aceite a fuego medio alto, agrega las cebolletas, el vino jerez, el vinagre, la salsa de soja y el azúcar, revuelve, tapa y cocina por 10 minutos.

3. Triturar el pollo usando 2 tenedores, dividir en platos, rociar la salsa por todas partes y servir.

¡Disfrutar!

Nutrición: calorías 321, grasa 8, fibra 12, carbohidratos 36, proteína 24

Filetes de pollo y salsa aromatizada

Tiempo de preparación: 10 minutos Tiempo de cocción: 10 minutos Porciones: 6

Ingredientes:

- 1 cucharadita de chile en polvo
- 2 cucharaditas de ajo en polvo
- 1 cucharadita de cebolla en polvo
- 1 cucharadita de pimentón dulce
- Sal y pimienta negra al gusto
- 2 cucharadas de mantequilla
- 2 cucharadas de aceite de oliva
- 2 libras de pollo
- 2 cucharadas de maicena
- ½ taza de caldo de pollo
- 2 tazas de crema espesa
- 2 cucharadas de agua
- 2 cucharadas de perejil picado

Direcciones:

1. En un bol, mezcle el ajo en polvo con la cebolla en polvo, el chile, la sal, la pimienta y el pimentón, revuelva, agregue el pollo y revuelva.
2. Frote los filetes de pollo con aceite, colóquelos en su freidora y cocine a 360 grados F durante 10 minutos.
3. Mientras tanto, calienta un sartén con la mantequilla a fuego medio alto, agrega la maicena, el caldo, la crema, el agua y el perejil, revuelve, tapa y cocina por 10 minutos.
4. Divida el pollo en platos, rocíe la salsa por todas partes y sirva.

¡Disfrutar!

Nutrición: calorías 351, grasa 12, fibra 9, carbohidratos 20, proteína 17

Pato y verduras

Tiempo de preparación: 10 minutos Tiempo de cocción: 20 minutos Porciones: 8

Ingredientes:

- 1 pato, picado en trozos medianos
- 3 pepinos picados
- 3 cucharadas de vino blanco
- 2 zanahorias picadas
- 1 taza de caldo de pollo
- 1 trozo pequeño de jengibre rallado
- Sal y pimienta negra al gusto

Direcciones:

1. En una sartén que se adapte a su freidora, mezcle los trozos de pato con pepinos, vino, zanahorias, jengibre, caldo, sal y pimienta, mezcle, introduzca en su freidora y cocine a 370 grados F durante 20 minutos.
2. Divida todo en platos y sirva.

¡Disfrutar!

Nutrición: calorías 200, grasa 10, fibra 8, carbohidratos 20, proteína 22

Salsa de Pollo y Albaricoque

Tiempo de preparación: 10 minutos Tiempo de cocción: 20 minutos Porciones: 4

Ingredientes:

- 1 pollo entero, cortado en trozos medianos
- Sal y pimienta negra al gusto
- 1 cucharada de aceite de oliva
- ½ cucharadita de pimentón ahumado
- ¼ taza de vino blanco
- ½ cucharadita de mejorana seca
- ¼ taza de caldo de pollo
- 2 cucharadas de vinagre blanco
- ¼ de taza de mermelada de albaricoque
- 1 y ½ cucharadita de jengibre rallado
- 2 cucharadas de miel

Direcciones:

1. Sazone el pollo con sal, pimienta, mejorana y pimentón, revuelva para cubrir, agregue aceite, frote bien, colóquelo en su freidora y cocine a 360 grados F durante 10 minutos.

2. Transfiera el pollo a una sartén que se adapte a su freidora, agregue caldo, vino, vinagre, jengibre, conservas de albaricoque y miel, mezcle, coloque en su freidora y cocine a 360 grados F durante 10 minutos más.
3. Divida el pollo y la salsa de albaricoque en platos y sirva.

¡Disfrutar!

Nutrición: calorías 200, grasa 7, fibra 19, carbohidratos 20, proteína 14

Mezcla de arroz con pollo y coliflor

Tiempo de preparación: 10 minutos Tiempo de cocción: 20 minutos Porciones: 6

Ingredientes:

- 3 rebanadas de tocino, picadas
- 3 zanahorias picadas
- 3 libras de muslos de pollo, deshuesados y sin piel
- 2 hojas de laurel
- ¼ taza de vinagre de vino tinto
- 4 dientes de ajo picados
- Sal y pimienta negra al gusto
- 4 cucharadas de aceite de oliva
- 1 cucharada de ajo en polvo
- 1 cucharada de condimento italiano
- 24 onzas de arroz de coliflor
- 1 cucharadita de cúrcuma en polvo
- 1 taza de caldo de res

Direcciones:

1. Caliente una sartén que quepa en su freidora a fuego medio alto, agregue el tocino, las zanahorias, la cebolla y el ajo, revuelva y cocine por 8 minutos.

2. Agregue pollo, aceite, vinagre, cúrcuma, ajo en polvo, condimento italiano y hojas de laurel, revuelva, introdúzcalo en su freidora y cocine a 360 grados F durante 12 minutos.

3. Agrega el arroz de coliflor y el caldo, revuelve, cocina por 6 minutos más, divide en platos y sirve.

¡Disfrutar!

Nutrición: calorías 340, grasa 12, fibra 12, carbohidratos 16, proteína 8

Ensalada de Pollo y Espinacas

Tiempo de preparación: 10 minutos Tiempo de cocción: 12 minutos Porciones: 2

Ingredientes:

- 2 cucharaditas de perejil seco
- 2 pechugas de pollo, sin piel y deshuesadas
- ½ cucharadita de cebolla en polvo
- 2 cucharaditas de pimentón dulce
- ½ taza de jugo de limón
- Sal y pimienta negra al gusto
- 5 tazas de espinacas tiernas
- 8 fresas en rodajas
- 1 cebolla morada pequeña, en rodajas
- 2 cucharadas de vinagre balsámico
- 1 aguacate, sin hueso, pelado y picado
- ¼ taza de aceite de oliva
- 1 cucharada de estragón picado

Direcciones:

1. Ponga el pollo en un bol, agregue jugo de limón, perejil, cebolla en polvo y pimentón y revuelva.

2. Transfiera el pollo a su freidora y cocine a 360 grados F durante 12 minutos.
3. En un tazón, mezcle la espinaca, la cebolla, las fresas y el aguacate y mezcle.
4. En otro bol mezclar el aceite con vinagre, sal, pimienta y estragón, batir bien, agregar a la ensalada y mezclar.
5. Divida el pollo en platos, agregue la ensalada de espinacas a un lado y sirva.

¡Disfrutar!

Nutrición: calorías 240, grasa 5, fibra 13, carbohidratos 25, proteína 22

Mezcla de pollo y castañas

Tiempo de preparación: 10 minutos Tiempo de cocción: 12 minutos Porciones: 2

Ingredientes:

- ½ libra de trozos de pollo
- 1 cebolla amarilla pequeña, picada
- 2 cucharaditas de ajo picado
- Una pizca de jengibre rallado
- Una pizca de pimienta de Jamaica, molida
- 4 cucharadas de castañas de agua
- 2 cucharadas de salsa de soja
- 2 cucharadas de caldo de pollo
- 2 cucharadas de vinagre balsámico
- 2 tortillas para servir

Direcciones:

1. En una sartén que se adapte a su freidora, mezcle la carne de pollo con cebolla, ajo, jengibre, pimienta de Jamaica, castañas, salsa de soja, caldo y vinagre, revuelva, transfiera a su freidora y cocine a 360 grados F durante 12 minutos.

2. Divida todo en platos y sirva.

Nutrición: calorías 301, grasa 12, fibra 7, carbohidratos 24, proteína 12

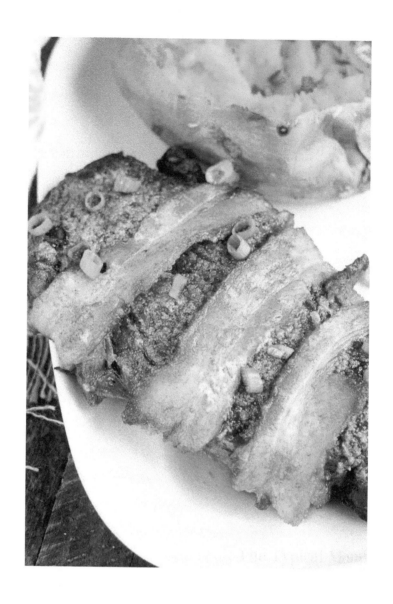

Pollo Glaseado Con Sidra

Tiempo de preparación: 10 minutos Tiempo de cocción: 14 minutos Porciones: 4

Ingredientes:

- 1 camote, en cubos
- 2 manzanas, sin corazón y en rodajas
- 1 cucharada de aceite de oliva
- 1 cucharada de romero picado
- Sal y pimienta negra al gusto
- 6 muslos de pollo, con hueso y piel
- 2/3 taza de sidra de manzana
- 1 cucharada de mostaza
- 2 cucharadas de miel
- 1 cucharada de mantequilla

Direcciones:

1. Calienta una sartén que quepa en tu freidora con la mitad del aceite a fuego medio alto, agrega la sidra, la miel, la mantequilla y la mostaza, bate bien, lleva a fuego lento, retira el fuego, agrega el pollo y revuelve muy bien.

2. En un bol, mezcle los cubos de papa con el romero, las manzanas, la sal, la pimienta y el resto del aceite, mezcle bien y agregue a la mezcla de pollo.

3. Coloque la sartén en su freidora y cocine a 390 grados F durante 14 minutos.

4. Divida todo en platos y sirva.

¡Disfrutar!

Nutrición: calorías 241, grasa 7, fibra 12, carbohidratos 28, proteína 22

Pechugas De Pollo Rellenas De Verduras

Tiempo de preparación: 10 minutos Tiempo de cocción: 15 minutos Porciones: 4

Ingredientes:

- 4 pechugas de pollo, sin piel y deshuesadas
- 2 cucharadas de aceite de oliva
- Sal y pimienta negra al gusto
- 1 calabacín picado
- 1 cucharadita de condimento italiano
- 2 pimientos morrones amarillos, picados
- 3 tomates picados
- 1 cebolla morada picada
- 1 taza de mozzarella, rallada

Direcciones:

1. Mezcle una hendidura en cada pechuga de pollo creando un bolsillo, sazone con sal y pimienta y frótelas con aceite de oliva.
2. En un tazón, mezcle el calabacín con el condimento italiano, los pimientos, los tomates y la cebolla y revuelva.

3. Rellene las pechugas de pollo con esta mezcla, espolvoree mozzarella sobre ellas, colóquelas en la canasta de su freidora y cocine a 350 grados F durante 15 minutos.

4. Dividir en platos y servir.

¡Disfrutar!

Nutrición: calorías 300, grasa 12, fibra 7, carbohidratos 22, proteína 18

Pollo griego

Tiempo de preparación: 10 minutos Tiempo de cocción: 15 minutos Porciones: 4

Ingredientes:

- 2 cucharadas de aceite de oliva
- Jugo de 1 limón
- 1 cucharadita de orégano seco
- 3 dientes de ajo picados
- 1 libra de muslos de pollo
- Sal y pimienta negra al gusto
- ½ libra de espárragos, cortados
- 1 calabacín, picado grueso
- 1 limón en rodajas

Direcciones:

1. En un plato a prueba de calor que se adapte a su freidora, mezcle los trozos de pollo con aceite, jugo de limón, orégano, ajo, sal, pimienta, espárragos, calabacín y rodajas de limón, mezcle, introduzca en la freidora precalentada y cocine a 380 grados F durante 15 minutos.
2. Divida todo en platos y sirva.

¡Disfrutar!

Nutrición: calorías 300, grasa 8, fibra 12, carbohidratos 20, proteína 18

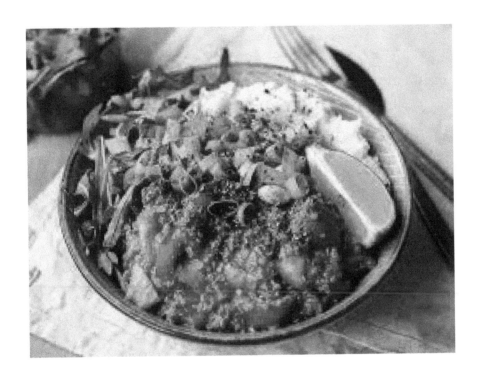

Pechugas de pato con vino tinto y salsa de naranja

Tiempo de preparación: 10 minutos Tiempo de cocción: 35 minutos Porciones: 4

Ingredientes:

- ½ taza de miel
- 2 tazas de jugo de naranja
- 4 tazas de vino tinto
- 2 cucharadas de vinagre de jerez
- 2 tazas de caldo de pollo
- 2 cucharaditas de especias para pastel de calabaza
- 2 cucharadas de mantequilla
- 2 pechugas de pato, con piel y cortadas por la mitad
- 2 cucharadas de aceite de oliva
- Sal y pimienta negra al gusto

Direcciones:

1. Calienta una sartén con el jugo de naranja a fuego medio, agrega la miel, revuelve bien y cocina por 10 minutos.

2. Agregue vino, vinagre, caldo, especias para pastel y mantequilla, revuelva bien, cocine por 10 minutos más y retire del fuego.
3. Sazone las pechugas de pato con sal y pimienta, frótelas con aceite de oliva, colóquelas en una freidora precalentada a 370 grados F y cocine durante 7 minutos por cada lado.
4. Divida las pechugas de pato en platos, rocíe el vino y el jugo de naranja por todas partes y sirva de inmediato.

¡Disfrutar!

Nutrición: calorías 300, grasa 8, fibra 12, carbohidratos 24, proteína 11

Pechuga De Pato Con Salsa De Higos

Tiempo de preparación: 10 minutos Tiempo de cocción: 20 minutos Porciones: 4

Ingredientes:

- 2 pechugas de pato, con piel, cortadas por la mitad
- 1 cucharada de aceite de oliva
- ½ cucharadita de tomillo picado
- ½ cucharadita de ajo en polvo
- ¼ de cucharadita de pimentón dulce
- Sal y pimienta negra al gusto
- 1 taza de caldo de res
- 3 cucharadas de mantequilla derretida
- 1 chalota picada
- ½ taza de vino de Oporto
- 4 cucharadas de mermelada de higos
- 1 cucharada de harina blanca

Direcciones:

1. Sazone las pechugas de pato con sal y pimienta, rocíe la mitad de la mantequilla derretida, frote bien, coloque

en la canasta de su freidora y cocine a 350 grados F durante 5 minutos por cada lado.

2. Mientras tanto, calienta una sartén con el aceite de oliva y el resto de la mantequilla a fuego medio alto, agrega la chalota, revuelve y cocina por 2 minutos.

3. Agregue tomillo, ajo en polvo, pimentón, caldo, sal, pimienta, vino e higos, revuelva y cocine durante 7-8 minutos.

4. Agregue la harina, revuelva bien, cocine hasta que la salsa espese un poco y retire del fuego.

5. Divida las pechugas de pato en platos, rocíe la salsa de higos por todas partes y sirva.

¡Disfrutar!

Nutrición: calorías 246, grasa 12, fibra 4, carbohidratos 22, proteína 3

Pechugas de pato y salsa de frambuesa

Tiempo de preparación: 10 minutos Tiempo de cocción: 15 minutos Porciones: 4

Ingredientes:

- 2 pechugas de pato, con piel y marcadas
- Sal y pimienta negra al gusto
- Spray para cocinar
- ½ cucharadita de canela en polvo
- ½ taza de frambuesas
- 1 cucharada de azúcar
- 1 cucharadita de vinagre de vino tinto
- ½ taza de agua

Direcciones:

1. Sazone las pechugas de pato con sal y pimienta, rocíelas con aceite en aerosol, colóquelas en la freidora precalentada con la piel hacia abajo y cocine a 350 grados F durante 10 minutos.

2. Calentar una cacerola con el agua a fuego medio, agregar las frambuesas, la canela, el azúcar y el vino, remover, llevar a fuego lento, transferir a la licuadora, hacer puré y volver a la olla.

3. Agregue las pechugas de pato de la freidora a la sartén también, mezcle para cubrir, divida en los platos y sirva de inmediato.

¡Disfrutar!

Nutrición: calorías 456, grasa 22, fibra 4, carbohidratos 14, proteína 45

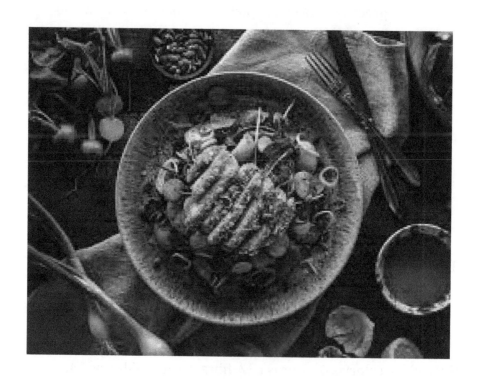

Pato y Cerezas

Tiempo de preparación: 10 minutos Tiempo de cocción: 20 minutos Porciones: 4

Ingredientes:

- ½ taza de azúcar
- ¼ taza de miel
- 1/3 taza de vinagre balsámico
- 1 cucharadita de ajo picado
- 1 cucharada de jengibre rallado
- 1 cucharadita de comino, molido
- ½ cucharadita de clavo molido
- ½ cucharadita de canela en polvo
- 4 hojas de salvia, picadas
- 1 jalapeño picado
- 2 tazas de ruibarbo, en rodajas
- ½ taza de cebolla amarilla picada
- 2 tazas de cerezas, sin hueso
- 4 pechugas de pato, deshuesadas, con piel y marcadas
- Sal y pimienta negra al gusto

Direcciones:

1. Sazone la pechuga de pato con sal y pimienta, colóquela en la freidora y cocine a 350 grados F durante 5 minutos por cada lado.

2. Mientras tanto, calienta una sartén a fuego medio, agrega azúcar, miel, vinagre, ajo, jengibre, comino, clavo, canela, salvia, jalapeño, ruibarbo, cebolla y cerezas, revuelve, deja hervir a fuego lento y cocina por 10 minutos.

3. Agrega las pechugas de pato, revuelve bien, divide todo en platos y sirve.

¡Disfrutar!

Nutrición: calorías 456, grasa 13, fibra 4, carbohidratos 64, proteína 31

Pechugas de pato fáciles

Tiempo de preparación: 10 minutos Tiempo de cocción: 15 minutos Porciones: 4

Ingredientes:

- 4 pechugas de pato, sin piel y deshuesadas
- 4 cabezas de ajo, peladas, con la parte superior cortada y en cuartos
- 2 cucharadas de jugo de limón
- Sal y pimienta negra al gusto
- ½ cucharadita de pimienta de limón
- 1 y ½ cucharada de aceite de oliva

Direcciones:

1. En un bol, mezcla las pechugas de pato con ajo, jugo de limón, sal, pimienta, limón, pimienta y aceite de oliva y revuelve todo.

2. Transfiera el pato y el ajo a su freidora y cocine a 350 grados F durante 15 minutos.

3. Divida las pechugas de pato y el ajo en platos y sirva.

¡Disfrutar!

Nutrición: calorías 200, grasa 7, fibra 1, carbohidratos 11, proteína 17

Salsa de pato y té

Tiempo de preparación: 10 minutos Tiempo de cocción: 20 minutos Porciones: 4

Ingredientes:

- 2 mitades de pechuga de pato, deshuesadas
- 2 y ¼ de taza de caldo de pollo
- ¾ taza de chalota picada
- 1 y ½ taza de jugo de naranja
- Sal y pimienta negra al gusto
- 3 cucharaditas de hojas de té Earl Grey
- 3 cucharadas de mantequilla derretida
- 1 cucharada de miel

Direcciones:

1. Sazone las mitades de pechuga de pato con sal y pimienta, colóquelas en la freidora precalentada y cocine a 360 grados F durante 10 minutos.

2. Mientras tanto, calienta una sartén con la mantequilla a fuego medio, agrega la chalota, revuelve y cocina por 2-3 minutos.

3. Agregue el caldo, revuelva y cocine por un minuto más.

4. Agregue jugo de naranja, hojas de té y miel, revuelva, cocine por 2-3 minutos más y cuele en un tazón.

5. Divida el pato en platos, rocíe la salsa de té por todas partes y sirva.

¡Disfrutar!

Nutrición: calorías 228, grasa 11, fibra 2, carbohidratos 20, proteína 12

Pechugas de pato marinadas

Tiempo de preparación: 1 día Tiempo de cocción: 15 minutos

Porciones: 2

Ingredientes:

- 2 pechugas de pato
- 1 taza de vino blanco
- ¼ taza de salsa de soja
- 2 dientes de ajo picados
- 6 resortes de estragón
- Sal y pimienta negra al gusto
- 1 cucharada de mantequilla
- ¼ de taza de vino de jerez

Direcciones:

1. En un bol mezclar las pechugas de pato con vino blanco, salsa de soja, ajo, estragón, sal y pimienta, mezclar bien y conservar en el frigorífico 1 día.
2. Transfiera las pechugas de pato a su freidora precalentada a 350 grados F y cocine durante 10 minutos, volteando hasta la mitad.

3. Mientras tanto, vierta la marinada en una sartén, caliente a fuego medio, agregue la mantequilla y el jerez, revuelva, hierva a fuego lento, cocine por 5 minutos y retire del fuego.

4. Divida las pechugas de pato en platos, rocíe la salsa por todas partes y sirva.

¡Disfrutar!

Nutrición: calorías 475, grasa 12, fibra 3, carbohidratos 10, proteína 48

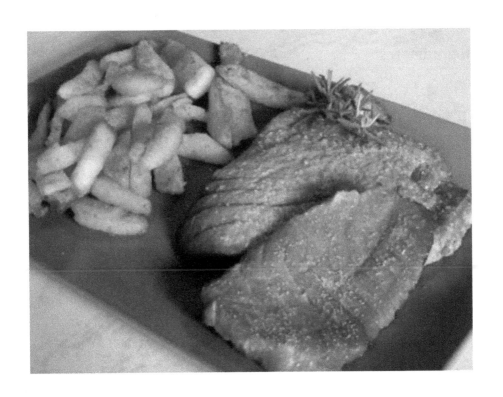

Pechugas de pollo con salsa de maracuyá

Tiempo de preparación: 10 minutos Tiempo de cocción: 10 minutos Porciones: 4

Ingredientes:

- 4 pechugas de pollo
- Sal y pimienta negra al gusto
- 4 frutas de la pasión, cortadas a la mitad, sin semillas y con la pulpa reservada
- 1 cucharada de whisky
- 2 anís estrellado
- 2 onzas de jarabe de arce
- 1 manojo de cebolletas picadas

Direcciones:

1. Calentar una sartén con la pulpa de maracuyá a fuego medio, agregar whisky, anís estrellado, sirope de arce y cebollino, remover bien, hervir a fuego lento durante 5-6 minutos y retirar del fuego.

2. Sazone el pollo con sal y pimienta, colóquelo en una freidora precalentada y cocine a 360 grados F durante 10 minutos, volteando hasta la mitad.

3. Dividir el pollo en platos, calentar un poco la salsa, rociarlo sobre el pollo y servir.

¡Disfrutar!

Nutrición: calorías 374, grasa 8, fibra 22, carbohidratos 34, proteína 37

Pechugas de pollo y salsa de chile BBQ

Tiempo de preparación: 10 minutos Tiempo de cocción: 20 minutos Porciones: 6

Ingredientes:

- 2 tazas de salsa de chile
- 2 tazas de salsa de tomate
- 1 taza de gelatina de pera
- ¼ taza de miel
- ½ cucharadita de humo líquido
- 1 cucharadita de chile en polvo
- 1 cucharadita de mostaza en polvo
- 1 cucharadita de pimentón dulce
- Sal y pimienta negra al gusto
- 1 cucharadita de ajo en polvo
- 6 pechugas de pollo, sin piel y deshuesadas

Direcciones:

1. Sazone las pechugas de pollo con sal y pimienta, póngalas en la freidora precalentada y cocine a 350 grados F durante 10 minutos.

2. Mientras tanto, calentar una sartén con la salsa de chile a fuego medio, agregar el ketchup, la jalea de pera, la miel, el humo líquido, el chile en polvo, la mostaza en polvo, el pimentón dulce, la sal, la pimienta y el ajo en polvo, revolver, llevar a fuego lento y cocinar. durante 10 minutos.
3. Agregue las pechugas de pollo fritas al aire, mezcle bien, divida en platos y sirva.

¡Disfrutar!

Nutrición: calorías 473, grasa 13, fibra 7, carbohidratos 39, proteína 33

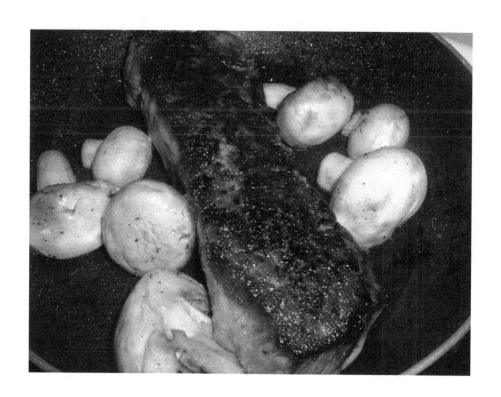

Mezcla de pechugas de pato y mango

Tiempo de preparación: 1 hora Tiempo de cocción: 10 minutos Porciones: 4

Ingredientes:

- 4 pechugas de pato
- 1 y ½ cucharada de limoncillo, picado
- 3 cucharadas de jugo de limón
- 2 cucharadas de aceite de oliva
- Sal y pimienta negra al gusto
- 3 dientes de ajo picados

Para la mezcla de mango:

- 1 mango, pelado y picado
- 1 cucharada de cilantro picado
- 1 cebolla morada picada
- 1 cucharada de salsa de chile dulce
- 1 y ½ cucharada de jugo de limón
- 1 cucharadita de jengibre rallado
- ¾ cucharadita de azúcar

Direcciones:

1. En un tazón, mezcle las pechugas de pato con sal, pimienta, limoncillo, 3 cucharadas de jugo de limón, aceite de oliva y ajo, mezcle bien, guarde en el refrigerador por 1 hora, transfiera a su freidora y cocine a 360 grados F por 10 minutos, voltear una vez.

2. Mientras tanto, en un bol, mezcle el mango con el cilantro, la cebolla, la salsa picante, el jugo de limón, el jengibre y el azúcar y mezcle bien.

3. Divida el pato en platos, agregue la mezcla de mango a un lado y sirva.

¡Disfrutar!

Nutrición: calorías 465, grasa 11, fibra 4, carbohidratos 29, proteína 38

Cazuela Rápida De Pollo Cremoso

Tiempo de preparación: 10 minutos Tiempo de cocción: 12 minutos Porciones: 4

Ingredientes:

- 10 onzas de espinacas picadas
- 4 cucharadas de mantequilla
- 3 cucharadas de harina
- 1 y ½ tazas de leche
- ½ taza de parmesano rallado
- ½ taza de crema espesa
- Sal y pimienta negra al gusto
- 2 tazas de pechugas de pollo, sin piel, deshuesadas y en cubos
- 1 taza de pan rallado

Direcciones:

1. Calentar una sartén con la mantequilla a fuego medio, agregar la harina y remover bien.
2. Agregue la leche, la crema espesa y el parmesano, revuelva bien, cocine por 1-2 minutos más y retire del fuego.

3. En una sartén que se adapte a su freidora, esparza el pollo y las espinacas.

4. Agregue sal y pimienta y revuelva.

5. Agregue la mezcla de crema y unte, espolvoree el pan rallado por encima, introduzca en su freidora y cocine a 350 durante 12 minutos.

6. Divida la mezcla de pollo y espinacas en platos y sirva.

¡Disfrutar!

Nutrición: calorías 321, grasa 9, fibra 12, carbohidratos 22, proteína 17

Pollo y Duraznos

Tiempo de preparación: 10 minutos Tiempo de cocción: 30 minutos Porciones: 6

Ingredientes:

- 1 pollo entero, cortado en trozos medianos
- ¾ taza de agua
- 1/3 taza de miel
- Sal y pimienta negra al gusto
- ¼ taza de aceite de oliva
- 4 melocotones, cortados por la mitad

Direcciones:

1. Poner el agua en una olla, llevar a fuego lento a fuego medio, agregar la miel, batir muy bien y dejar a un lado.
2. Frote los trozos de pollo con el aceite, sazone con sal y pimienta, colóquelos en la canasta de su freidora y cocine a 350 grados F durante 10 minutos.
3. Unte el pollo con un poco de la mezcla de miel, cocine por 6 minutos más, voltee de nuevo, pinte una vez más con la mezcla de miel y cocine por 7 minutos más.

4. Divida los trozos de pollo en platos y manténgalos calientes.

5. Unte los melocotones con lo que queda de la marinada de miel, colóquelos en su freidora y cocínelos durante 3 minutos.

6. Dividir en platos junto a los trozos de pollo y servir.

¡Disfrutar!

Nutrición: calorías 430, grasa 14, fibra 3, carbohidratos 15, proteína 20

Pollo Glaseado con Té

Tiempo de preparación: 10 minutos Tiempo de cocción: 30 minutos Porciones: 6

Ingredientes:

- ½ taza de mermelada de albaricoque
- ½ taza de conservas de piña
- 6 muslos de pollo
- 1 taza de agua caliente
- 6 bolsitas de té negro
- 1 cucharada de salsa de soja
- 1 cebolla picada
- ¼ de cucharadita de hojuelas de pimiento rojo
- 1 cucharada de aceite de oliva
- Sal y pimienta negra al gusto
- 6 muslos de pollo

Direcciones:

1. Ponga el agua caliente en un bol, agregue las bolsitas de té, deje a un lado tapado por 10 minutos, deseche las bolsitas al final y transfiera el té a otro bol.

2. Agrega salsa de soja, hojuelas de pimiento, mermelada de albaricoque y piña, bate muy bien y retira del fuego.

3. Sazone el pollo con sal y pimienta, frote con aceite, póngalo en su freidora y cocine a 350 grados F durante 5 minutos.

4. Extienda la cebolla en el fondo de una fuente para hornear que se adapte a su freidora, agregue trozos de pollo, rocíe el glaseado de té encima, introdúzcala en su freidora y cocine a 320 grados F durante 25 minutos.

5. Divida todo en platos y sirva.

¡Disfrutar!

Nutrición: calorías 298, grasa 14, fibra 1, carbohidratos 14, proteína 30

Mezcla de pollo y rábano

Tiempo de preparación: 10 minutos Tiempo de cocción: 30 minutos Porciones: 4

Ingredientes:

- 4 cosas de pollo con hueso
- Sal y pimienta negra al gusto
- 1 cucharada de aceite de oliva
- 1 taza de caldo de pollo
- 6 rábanos, cortados por la mitad
- 1 cucharadita de azucar
- 3 zanahorias, cortadas en palitos finos
- 2 cucharadas de cebolletas picadas

Direcciones:

1. Caliente una sartén que se ajuste a su freidora a fuego medio, agregue caldo, zanahorias, azúcar y rábanos, revuelva suavemente, reduzca el fuego a medio, cubra la olla parcialmente y cocine a fuego lento durante 20 minutos.

2. Frote el pollo con aceite de oliva, sazone con sal y pimienta, ponga en su freidora y cocine a 350 grados F durante 4 minutos.

3. Agrega el pollo a la mezcla de rábanos, revuelve, introduce todo en tu freidora, cocina por 4 minutos más, divide en platos y sirve.

¡Disfrutar!

Nutrición: calorías 237, grasa 10, fibra 4, carbohidratos 19, proteína 29

Recetas De Carne De Air Fryer

Filete de costilla con sabor

Tiempo de preparación: 10 minutos Tiempo de cocción: 20 minutos Porciones: 4

Ingredientes:
- 2 libras de filete de costilla
- Sal y pimienta negra al gusto
- 1 cucharada de aceite de oliva

Para el roce:

- 3 cucharadas de pimentón dulce
- 2 cucharadas de cebolla en polvo
- 2 cucharadas de ajo en polvo
- 1 cucharada de azúcar morena
- 2 cucharadas de orégano seco
- 1 cucharada de comino, molido
- 1 cucharada de romero seco

Direcciones:

1. En un bol, mezcle el pimentón con la cebolla y el ajo en polvo, el azúcar, el orégano, el romero, la sal, la pimienta y el comino, revuelva y frote el bistec con esta mezcla.

2. Sazone el bistec con sal y pimienta, frótelo nuevamente con el aceite, póngalo en la freidora y cocine a 400 grados F durante 20 minutos, volteándolos a la mitad.

3. Transfiera el bistec a una tabla de cortar, córtelo y sírvalo con una ensalada.

¡Disfrutar!

Nutrición: calorías 320, grasa 8, fibra 7, carbohidratos 22, proteína 21

Filete chino y brócoli

Tiempo de preparación: 45 minutos Tiempo de cocción: 12 minutos Porciones: 4

Ingredientes:

- ¾ libra de filete redondo, cortado en tiras
- 1 libra de floretes de brócoli
- 1/3 taza de salsa de ostras
- 2 cucharaditas de aceite de sésamo
- 1 cucharadita de salsa de soja
- 1 cucharadita de azucar
- 1/3 taza de jerez
- 1 cucharada de aceite de oliva
- 1 diente de ajo picado

Direcciones:

1. En un bol, mezcla el aceite de sésamo con la salsa de ostras, la salsa de soja, el jerez y el azúcar, revuelve bien, agrega la carne, revuelve y deja reposar por 30 minutos.
2. Transfiera la carne a una sartén que se adapte a su freidora, agregue también brócoli, ajo y aceite, mezcle todo y cocine a 380 grados F durante 12 minutos.
3. Dividir en platos y servir.

¡Disfrutar!

Nutrición: calorías 330, grasa 12, fibra 7, carbohidratos 23, proteína 23

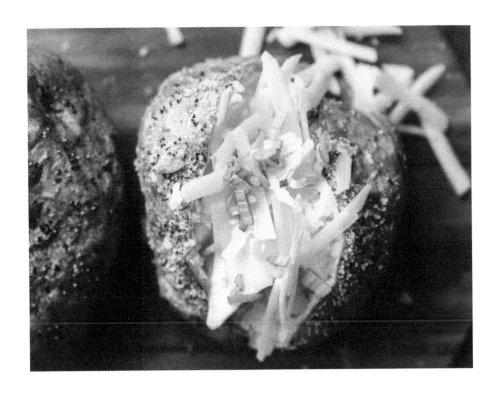

Cerdo provenzal

Tiempo de preparación: 10 minutos Tiempo de cocción: 15 minutos Porciones: 2

Ingredientes:

- 1 cebolla morada en rodajas
- 1 pimiento amarillo, cortado en tiras
- 1 pimiento verde, cortado en tiras
- Sal y pimienta negra al gusto
- 2 cucharaditas de hierbas provenzales
- ½ cucharada de mostaza
- 1 cucharada de aceite de oliva
- 7 onzas de lomo de cerdo

Direcciones:

1. En una fuente para hornear que se adapte a su freidora, mezcle el pimiento amarillo con el pimiento verde, la cebolla, la sal, la pimienta, las hierbas provenzales y la mitad del aceite y mezcle bien.
2. Sazone la carne de cerdo con sal, pimienta, mostaza y el resto del aceite, mezcle bien y agregue a las verduras.
3. Introduzca todo en su freidora, cocine a 370 grados F durante 15 minutos, divida en platos y sirva.

¡Disfrutar!

Nutrición: calorías 300, grasa 8, fibra 7, carbohidratos 21, proteína 23

Excursiones de ternera con guisantes y setas

Tiempo de preparación: 10 minutos Tiempo de cocción: 22 minutos Porciones: 2

Ingredientes:

- 2 filetes de res, cortados en tiras
- Sal y pimienta negra al gusto
- 7 onzas de guisantes
- 8 onzas de champiñones blancos, cortados por la mitad
- 1 cebolla amarilla, cortada en aros
- 2 cucharadas de salsa de soja
- 1 cucharadita de aceite de oliva

Direcciones:

1. En un bol, mezcle el aceite de oliva con la salsa de soja, bata, agregue las tiras de res y revuelva.

2. En otro tazón, mezcle los chícharos, la cebolla y los champiñones con sal, pimienta y el aceite, mezcle bien, coloque en una sartén que se ajuste a su freidora y cocine a 350 grados F durante 16 minutos.

3. Agregue las tiras de carne a la sartén y cocine a 400 grados F durante 6 minutos más.

4. Divida todo en platos y sirva.

¡Disfrutar!

Nutrición: calorías 235, grasa 8, fibra 2, carbohidratos 22, proteína 24

Chuletas de cordero al ajillo

Tiempo de preparación: 10 minutos Tiempo de cocción: 10 minutos Porciones: 4

Ingredientes:

- 3 cucharadas de aceite de oliva
- 8 chuletas de cordero
- Sal y pimienta negra al gusto
- 4 dientes de ajo picados
- 1 cucharada de orégano picado
- 1 cucharada de cilantro picado

Direcciones:

1. En un tazón, mezcle el orégano con sal, pimienta, aceite, ajo y chuletas de cordero y revuelva para cubrir.

2. Transfiera las chuletas de cordero a su freidora y cocine a 400 grados F durante 10 minutos.

3. Divida las chuletas de cordero en platos y sírvalas con una ensalada.

¡Disfrutar!

Nutrición: calorías 231, grasa 7, fibra 5, carbohidratos 14, proteína 23

Cordero crujiente

Tiempo de preparación: 10 minutos Tiempo de cocción: 30 minutos Porciones: 4

Ingredientes:

- 1 cucharada de pan rallado
- 2 cucharadas de nueces de macadamia, tostadas y trituradas
- 1 cucharada de aceite de oliva
- 1 diente de ajo picado
- 28 onzas de costillar de cordero
- Sal y pimienta negra al gusto
- 1 huevo,
- 1 cucharada de romero picado

Direcciones:

1. En un bol, mezcle el aceite con el ajo y revuelva bien.

2. Sazone el cordero con sal, pimienta y unte con aceite.

3. En otro bol, mezcla las nueces con el pan rallado y el romero.

4. Pon el huevo en un recipiente aparte y bate bien.

5. Sumerja el cordero en huevo, luego en la mezcla de macadamia, colóquelos en la canasta de su freidora, cocine a 360 grados F y cocine por 25 minutos, aumente el fuego a 400 grados F y cocine por 5 minutos más.

6. Dividir en platos y servir de inmediato.

¡Disfrutar!

Nutrición: calorías 230, grasa 2, fibra 2, carbohidratos 10, proteína 12

Cerdo indio

Tiempo de preparación: 35 minutos Tiempo de cocción: 10 minutos Porciones: 4

Ingredientes:

- 1 cucharadita de jengibre en polvo
- 2 cucharaditas de pasta de chile
- 2 dientes de ajo picados
- 14 onzas de chuletas de cerdo, en cubos
- 1 chalota picada
- 1 cucharadita de cilantro molido
- 7 onzas de leche de coco
- 2 cucharadas de aceite de oliva
- 3 onzas de maní molido
- 3 cucharadas de salsa de soja
- Sal y pimienta negra al gusto

Direcciones:

1. En un bowl mezcla el jengibre con 1 cucharadita de pasta de chile, la mitad del ajo, la mitad de la salsa de soja y la mitad del aceite, bate, agrega la carne, revuelve y deja reposar por 10 minutos.

2. Transfiera la carne a la canasta de su freidora y cocine a 400 grados F durante 12 minutos, girando hasta la mitad.

3. Mientras tanto, calienta una sartén con el resto del aceite a fuego medio alto, agrega la chalota, el resto del ajo, el cilantro, la leche de coco, el resto de los cacahuates, el resto de la pasta de ají y el resto de la salsa de soja , revuelva y cocine por 5 minutos.

4. Divida la carne de cerdo en platos, esparza la mezcla de coco encima y sirva.

¡Disfrutar!

Nutrición: calorías 423, grasa 11, fibra 4, carbohidratos 42, proteína 18

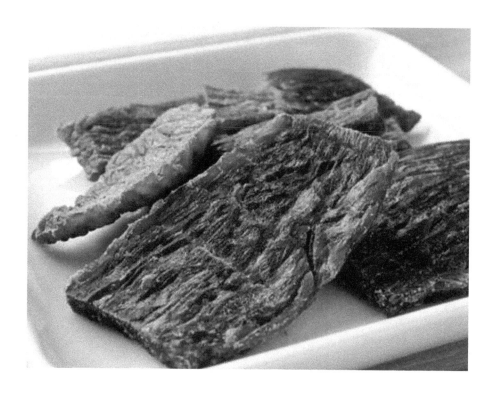

Cordero y coles de Bruselas cremosas

Tiempo de preparación: 10 minutos Tiempo de cocción: 1 hora y 10 minutos Porciones: 4

Ingredientes:

- 2 libras de pierna de cordero, ranurada
- 2 cucharadas de aceite de oliva
- 1 cucharada de romero picado
- 1 cucharada de tomillo limón picado
- 1 diente de ajo picado
- 1 libra y media de coles de Bruselas, cortadas
- 1 cucharada de mantequilla derretida
- ½ taza de crema agria
- Sal y pimienta negra al gusto

Direcciones:

1. Sazone la pierna de cordero con sal, pimienta, tomillo y romero, unte con aceite, coloque en la canasta de su freidora, cocine a 300 grados F durante 1 hora, transfiera a un plato y mantenga caliente.

2. En una sartén que se adapte a su freidora, mezcle las coles de Bruselas con sal, pimienta, ajo, mantequilla y crema agria, mezcle, coloque en su freidora y cocine a 400 grados F durante 10 minutos.

3. Divida el cordero en platos, agregue las coles de Bruselas a un lado y sirva.

¡Disfrutar!

Nutrición: calorías 440, grasa 23, fibra 0, carbohidratos 2, proteína 49

Filetes de res con mayonesa de ajo

Tiempo de preparación: 10 minutos Tiempo de cocción: 40 minutos Porciones: 8

Ingredientes:

- 1 taza de mayonesa
- 1/3 taza de crema agria
- 2 dientes de ajo picados
- 3 libras de filete de res
- 2 cucharadas de cebolletas picadas
- 2 cucharadas de mostaza
- 2 cucharadas de mostaza
- ¼ taza de estragón picado
- Sal y pimienta negra al gusto

Direcciones:

1. Sazone la carne con sal y pimienta al gusto, colóquela en su freidora, cocine a 370 grados F durante 20 minutos, transfiera a un plato y deje reposar por unos minutos.

2. En un bol mezclar el ajo con la crema agria, el cebollino, la mayonesa, un poco de sal y pimienta, batir y dejar a un lado.

3. En otro tazón, mezcle la mostaza con la mostaza de Dijon y el estragón, bata, agregue la carne, mezcle, regrese a su freidora y cocine a 350 grados F durante 20 minutos más.

4. Divida la carne en platos, esparza mayonesa de ajo encima y sirva.

¡Disfrutar!

Nutrición: calorías 400, grasa 12, fibra 2, carbohidratos 27, proteína 19

Mostaza Marina ted Beef

Tiempo de preparación: 10 minutos Tiempo de cocción: 45 minutos Porciones: 6

Ingredientes:

- 6 tiras de tocino
- 2 cucharadas de mantequilla
- 3 dientes de ajo picados
- Sal y pimienta negra al gusto
- 1 cucharada de rábano picante
- 1 cucharada de mostaza
- 3 libras de carne asada
- 1 y ¾ taza de caldo de res
- ¾ taza de vino tinto

Direcciones:

1. En un bol, mezcla la mantequilla con la mostaza, el ajo, la sal, la pimienta y el rábano picante, bate y frota la carne con esta mezcla.
2. Coloque las tiras de tocino en una tabla de cortar, coloque la carne encima, doble el tocino alrededor de la carne, transfiéralo a la canasta de su freidora, cocine a

400 grados F durante 15 minutos y transfiéralo a una sartén que se adapte a su freidora.

3. Agregue caldo y vino a la carne, introduzca la sartén en su freidora y cocine a 360 grados F durante 30 minutos más.

4. Cortar la carne, dividir en platos y servir con una ensalada.

¡Disfrutar!

Nutrición: calorías 500, grasa 9, fibra 4, carbohidratos 29, proteína 36

Cerdo cremoso

Tiempo de preparación: 10 minutos Tiempo de cocción: 22 minutos Porciones: 6

Ingredientes:

- 2 libras de carne de cerdo, deshuesada y en cubos
- 2 cebollas amarillas picadas
- 1 cucharada de aceite de oliva
- 1 diente de ajo picado
- 3 tazas de caldo de pollo
- 2 cucharadas de pimentón dulce
- Sal y pimienta negra al gusto
- 2 cucharadas de harina blanca
- 1 y ½ tazas de crema agria
- 2 cucharadas de eneldo picado

Direcciones:

1. En una sartén que se adapte a su freidora, mezcle la carne de cerdo con sal, pimienta y aceite, mezcle, introduzca en su freidora y cocine a 360 grados F durante 7 minutos.

2. Agregue la cebolla, el ajo, el caldo, el pimentón, la harina, la crema agria y el eneldo, mezcle y cocine a 370 grados F durante 15 minutos más.

3. Dividir todo en platos y servir de inmediato.

¡Disfrutar!

Nutrición: calorías 300, grasa 4, fibra 10, carbohidratos 26, proteína 34

Chuletas de cerdo marinadas y cebollas

Tiempo de preparación: 24 horas Tiempo de cocción: 25 minutos Porciones: 6

Ingredientes:

- 2 chuletas de cerdo
- ¼ taza de aceite de oliva
- 2 cebollas amarillas, en rodajas
- 2 dientes de ajo picados
- 2 cucharaditas de mostaza
- 1 cucharadita de pimentón dulce
- Sal y pimienta negra al gusto
- ½ cucharadita de orégano seco
- ½ cucharadita de tomillo seco
- Una pizca de pimienta de cayena

Direcciones:

1. En un bol mezclar el aceite con el ajo, la mostaza, el pimentón, la pimienta negra, el orégano, el tomillo y la pimienta de cayena y batir bien.

2. Combine las cebollas con la carne y la mezcla de mostaza, mezcle para cubrir, cubra y guarde en el refrigerador por 1 día.

3. Transfiera la mezcla de carne y cebolla a una sartén que se adapte a su freidora y cocine a 360 grados F durante 25 minutos.

4. Divida todo en platos y sirva.

¡Disfrutar!

Nutrición: calorías 384, grasa 4, fibra 4, carbohidratos 17, proteína 25

Cerdo Estofado Simple

Tiempo de preparación: 40 minutos Tiempo de cocción: 40 minutos Porciones: 4

Ingredientes:

- 2 libras de lomo de cerdo asado, deshuesado y en cubos
- 4 cucharadas de mantequilla derretida
- Sal y pimienta negra al gusto
- 2 tazas de caldo de pollo
- ½ taza de vino blanco seco
- 2 dientes de ajo picados
- 1 cucharadita de tomillo picado
- 1 primavera de tomillo
- 1 hoja de laurel
- ½ cebolla amarilla picada
- 2 cucharadas de harina blanca
- ½ libra de uvas rojas

Direcciones:

1. Sazone los cubos de cerdo con sal y pimienta, frótelos con 2 cucharadas de mantequilla derretida, colóquelos

en su freidora y cocine a 370 grados F durante 8 minutos.

2. Mientras tanto, calienta una sartén que quepa en tu freidora con 2 cucharadas de mantequilla a fuego medio alto, agrega el ajo y la cebolla, revuelve y cocina por 2 minutos.

3. Agrega el vino, el caldo, la sal, la pimienta, el tomillo, la harina y la hoja de laurel, revuelve bien, deja hervir a fuego lento y retira el fuego.

4. Agregue los cubos de cerdo y las uvas, mezcle, introduzca en su freidora y cocine a 360 grados F durante 30 minutos más.

5. Divida todo en platos y sirva.

¡Disfrutar!

Nutrición: calorías 320, grasa 4, fibra 5, carbohidratos 29, proteína 38

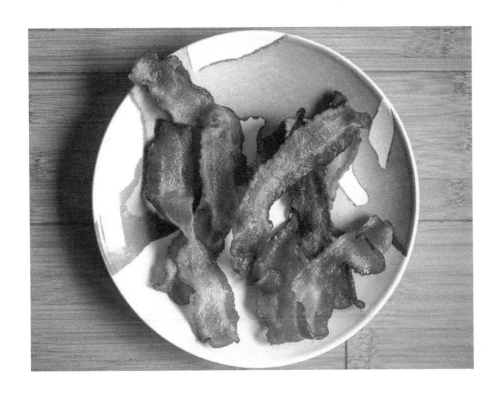

Cerdo con Cuscús

Tiempo de preparación: 10 minutos Tiempo de cocción: 35 minutos Porciones: 6

Ingredientes:

- 2 libras y media de lomo de cerdo, deshuesado y recortado
- ¾ taza de caldo de pollo
- 2 cucharadas de aceite de oliva
- ½ cucharada de pimentón dulce
- 2 y ¼ de cucharadita de salvia seca
- ½ cucharada de ajo en polvo
- ¼ de cucharadita de romero seco
- ¼ de cucharadita de mejorana seca
- 1 cucharadita de albahaca seca
- 1 cucharadita de orégano seco
- Sal y pimienta negra al gusto
- 2 tazas de cuscús, cocido

Direcciones:

1. En un bol mezclar aceite con caldo, pimentón, ajo en polvo, salvia, romero, tomillo, mejorana, orégano, sal y

pimienta al gusto, batir bien, agregar el lomo de cerdo, mezclar bien y dejar reposar 1 hora.

2. Transfiera todo a una sartén que se adapte a su freidora y cocine a 370 grados F durante 35 minutos.

3. Dividir en platos y servir con cuscús a un lado.

¡Disfrutar!

Nutrición: calorías 310, grasa 4, fibra 6, carbohidratos 37, proteína 34

Paleta de cerdo frita al aire simple

Tiempo de preparación: 30 minutos Tiempo de cocción: 1 hora y 20 minutos Porciones: 6

Ingredientes:

- 3 cucharadas de ajo picado
- 3 cucharadas de aceite de oliva
- 4 libras de paleta de cerdo
- Sal y pimienta negra al gusto

Direcciones:

1. En un bol, mezcle el aceite de oliva con sal, pimienta y aceite, bata bien y unte la paleta de cerdo con esta mezcla.

2. Coloque en una freidora de aire precalentada y cocine a 390 grados F durante 10 minutos.

3. Reduzca el fuego a 300 grados F y ase el cerdo durante 1 hora y 10 minutos.

4. Cortar la paleta de cerdo, dividir en platos y servir con una ensalada.

¡Disfrutar!

Nutrición: calorías 221, grasa 4, fibra 4, carbohidratos 7, proteína 10

Asado de cerdo con sabor a hinojo

Tiempo de preparación: 10 minutos Tiempo de cocción: 1 hora Porciones: 10

Ingredientes:

- 5 y ½ libras de lomo de cerdo asado, recortado
- Sal y pimienta negra al gusto
- 3 dientes de ajo picados
- 2 cucharadas de romero picado
- 1 cucharadita de hinojo, molido
- 1 cucharada de semillas de hinojo
- 2 cucharaditas de pimiento rojo triturado
- ¼ taza de aceite de oliva

Direcciones:

1. En tu robot de cocina mezcla el ajo con las semillas de hinojo, el hinojo, el romero, el pimiento rojo, un poco de pimienta negra y el aceite de oliva y licúa hasta obtener una pasta.

2. Unte 2 cucharadas de pasta de ajo sobre el lomo de cerdo, frote bien, sazone con sal y pimienta, introduzca en su freidora precalentada y cocine a 350 grados F durante 30 minutos.

3. Reduzca el fuego a 300 grados F y cocine por 15 minutos más.

4. Cortar la carne de cerdo, dividir en platos y servir.

¡Disfrutar!

Nutrición: calorías 300, grasa 14, fibra 9, carbohidratos 26, proteína 22

Pechuga de res y salsa de cebolla

Tiempo de preparación: 10 minutos Tiempo de cocción: 2 horas Porciones: 6

Ingredientes:

- 1 libra de cebolla amarilla picada
- 4 libras de pechuga de res
- 1 libra de zanahoria picada
- 8 bolsitas de té Earl Grey
- ½ libra de apio picado
- Sal y pimienta negra al gusto
- 4 tazas de agua

Para la salsa:

- 16 onzas de tomates enlatados, picados
- ½ libra de apio picado
- 1 onza de ajo picado
- 4 onzas de aceite vegetal
- 1 libra de cebolla dulce picada
- 1 taza de azúcar morena
- 8 bolsitas de té Earl Grey
- 1 taza de vinagre blanco

Direcciones:

1. Ponga el agua en un plato a prueba de calor que se adapte a su freidora, agregue 1 libra de cebolla, 1 libra de zanahoria, ½ libra de apio, sal y pimienta, revuelva y cocine a fuego lento a fuego medio alto.

2. Agregue la falda de res y 8 bolsitas de té, revuelva, transfiera a su freidora y cocine a 300 grados F durante 1 hora y 30 minutos.

3. Mientras tanto, calienta una sartén con el aceite vegetal a fuego medio alto, agrega 1 libra de cebolla, revuelve y sofríe por 10 minutos.

4. Agregue ajo, ½ libra de apio, tomates, azúcar, vinagre, sal, pimienta y 8 bolsitas de té, revuelva, cocine a fuego lento, cocine por 10 minutos y deseche las bolsitas de té.

5. Transfiera la pechuga de res a una tabla de cortar, corte, divida en platos, rocíe la salsa de cebolla por todas partes y sirva.

¡Disfrutar!

Nutrición: calorías 400, grasa 12, fibra 4, carbohidratos 38, proteína 34

Adobo de ternera y cebollas verdes

Tiempo de preparación: 10 minutos Tiempo de cocción: 20 minutos Porciones: 4

Ingredientes:

- 1 taza de cebolla verde picada
- 1 taza de salsa de soja
- ½ taza de agua
- ¼ taza de azúcar morena
- ¼ taza de semillas de sésamo
- 5 dientes de ajo picados
- 1 cucharadita de pimienta negra
- 1 libra de carne magra de res

Direcciones:

1. En un bol mezcla la cebolla con la salsa de soja, el agua, el azúcar, el ajo, el ajonjolí y la pimienta, bate, agrega la carne, revuelve y deja reposar por 10 minutos.
2. Escurra la carne, transfiérala a su freidora precalentada y cocine a 390 grados F durante 20 minutos.
3. Cortar, dividir en platos y servir con una ensalada.

¡Disfrutar!

Nutrición: calorías 329, grasa 8, fibra 12, carbohidratos 26, proteína 22

Res con Ajo y Pimiento

Tiempo de preparación: 30 minutos Tiempo de cocción: 30 minutos Porciones: 4

Ingredientes:

- 11 onzas de filetes de bistec, en rodajas
- 4 dientes de ajo picados
- 2 cucharadas de aceite de oliva
- 1 pimiento morrón rojo cortado en tiras
- Pimienta negra al gusto
- 1 cucharada de azúcar
- 2 cucharadas de salsa de pescado
- 2 cucharaditas de harina de maíz
- ½ taza de caldo de res
- 4 cebollas verdes en rodajas

Direcciones:

1. En una sartén que se adapte a su freidora, mezcle la carne de res con aceite, ajo, pimienta negra y pimiento morrón, revuelva, tape y guarde en el refrigerador por 30 minutos.

2. Coloque la sartén en su freidora precalentada y cocine a 360 grados F durante 14 minutos.

3. En un tazón, mezcle el azúcar con la salsa de pescado, revuelva bien, vierta sobre la carne y cocine a 360 grados F durante 7 minutos más.

4. Agregue el caldo mezclado con harina de maíz y cebollas verdes, mezcle y cocine a 370 grados F durante 7 minutos más.

5. Divida todo en platos y sirva.

¡Disfrutar!

Nutrición: calorías 343, grasa 3, fibra 12, carbohidratos 26, proteína 38

Cordero Marinado y Verduras

Tiempo de preparación: 10 minutos Tiempo de cocción: 30 minutos Porciones: 4

Ingredientes:

- 1 zanahoria picada
- 1 cebolla en rodajas
- ½ cucharada de aceite de oliva
- 3 onzas de brotes de soja
- 8 onzas de lomo de cordero, en rodajas

Para el adobo:

- 1 diente de ajo picado
- ½ manzana rallada
- Sal y pimienta negra al gusto
- 1 cebolla amarilla pequeña, rallada
- 1 cucharada de jengibre rallado
- 5 cucharadas de salsa de soja
- 1 cucharada de azúcar
- 2 cucharadas de jugo de naranja

Direcciones:

1. En un bol mezclar 1 cebolla rallada con la manzana, el ajo, 1 cucharada de jengibre, la salsa de soja, el jugo de naranja, el azúcar y la pimienta negra, batir bien, agregar el cordero y dejar reposar por 10 minutos.

2. Caliente una sartén que quepa en su freidora con el aceite de oliva a fuego medio alto, agregue 1 cebolla en rodajas, zanahoria y brotes de soja, revuelva y cocine por 3 minutos.

3. Agregue el cordero y la marinada, transfiera la sartén a su freidora precalentada y cocine a 360 grados F durante 25 minutos.

4. Divida todo en tazones y sirva.

¡Disfrutar!

Nutrición: calorías 265, grasa 3, fibra 7, carbohidratos 18, proteína 22

Cordero cremoso

Tiempo de preparación: 3 horas Tiempo de cocción: 1 hora
Porciones: 8

Ingredientes:

- 5 libras de pierna de cordero
- 2 tazas de suero de leche bajo en grasa
- 2 cucharadas de mostaza
- ½ taza de mantequilla
- 2 cucharadas de albahaca picada
- 2 cucharadas de pasta de tomate
- 2 dientes de ajo picados
- Sal y pimienta negra al gusto
- 1 taza de vino blanco
- 1 cucharada de maicena mezclada con 1 cucharada de agua
- ½ taza de crema agria

Direcciones:

1. Coloque el cordero asado en un plato grande, agregue suero de leche, mezcle para cubrir, cubra y guarde en el refrigerador por 24 horas.

2. Seque el cordero y colóquelo en una sartén que se adapte a su freidora.

3. En un bol, mezcla la mantequilla con la pasta de tomate, la mostaza, la albahaca, el romero, la sal, la pimienta y el ajo, bate bien, esparce sobre el cordero, introduce todo en tu freidora y cocina a 300 grados F durante 1 hora.

4. Cortar el cordero, dividir en platos, dejar de lado por ahora y calentar los jugos de cocción de la sartén en la estufa.

5. Agregue el vino, la mezcla de maicena, sal, pimienta y crema agria, revuelva, retire del fuego, rocíe esta salsa sobre el cordero y sirva.

¡Disfrutar!

Nutrición: calorías 287, grasa 4, fibra 7, carbohidratos 19, proteína 25

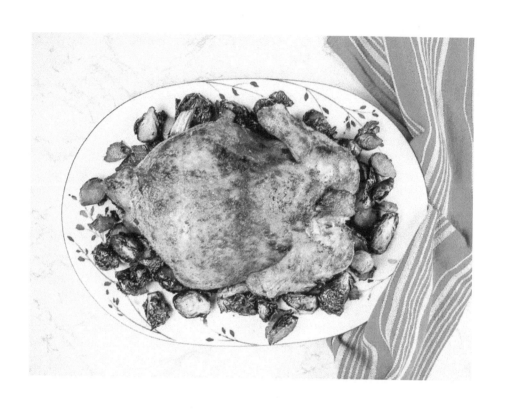

Conclusión

Freír al aire es uno de los métodos de cocción más populares en estos días y las freidoras se han convertido en una de las herramientas más increíbles de la cocina.

¡Las freidoras te ayudan a cocinar comidas saludables y deliciosas en poco tiempo! ¡No necesitas ser un experto en la cocina para poder cocinar platos especiales para ti y tus seres queridos!

¡Solo tiene que tener una freidora y este gran libro de cocina de freidora!

¡Pronto preparará los mejores platos e impresionará a todos a su alrededor con sus comidas caseras!

¡Confía en nosotros! ¡Ponga sus manos en una freidora y en esta útil colección de recetas de freidoras y comience su nueva experiencia de cocina!

¡Diviértete!